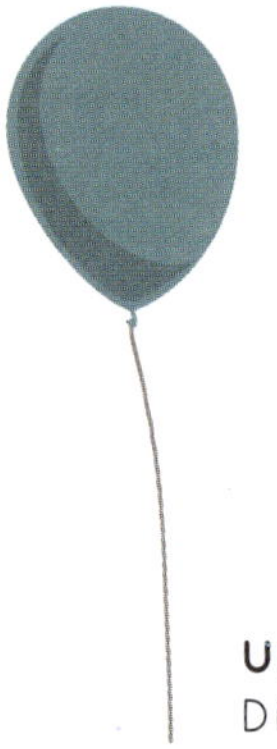

Unser erstes gemeinsames Jahr
Die schönsten Momente und Erinnerungen

Pia Loewe

PAPERISH Verlag GmbH
Lena-Christ-Straße 2
82031 Grünwald
mail@paperish.de
www.paperish.de

GESTALTUNG
PAPERISH Verlag GmbH

DRUCK
Buchdruck Zentrum
Tiergartenstraße 5
54595 Prüm

Die Deutsche Nationalbibliothek verzeichnet diese Publikation in der Deutschen Nationalbibliographie; detaillierte bibliographische Daten sind im Internet über www.dnb.de abrufbar.

7. Auflage 2021

ISBN 978-3-946739-83-8

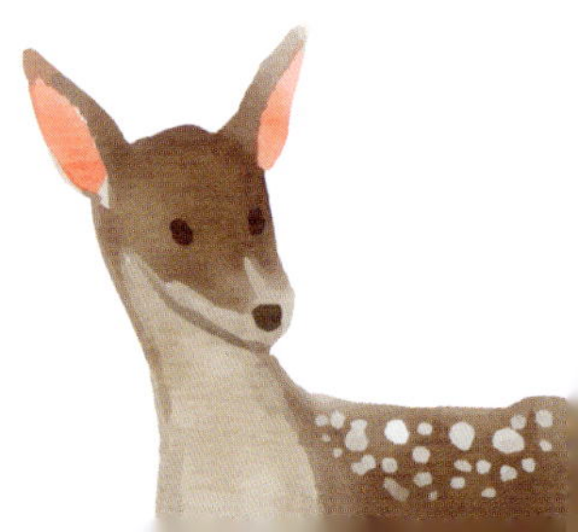

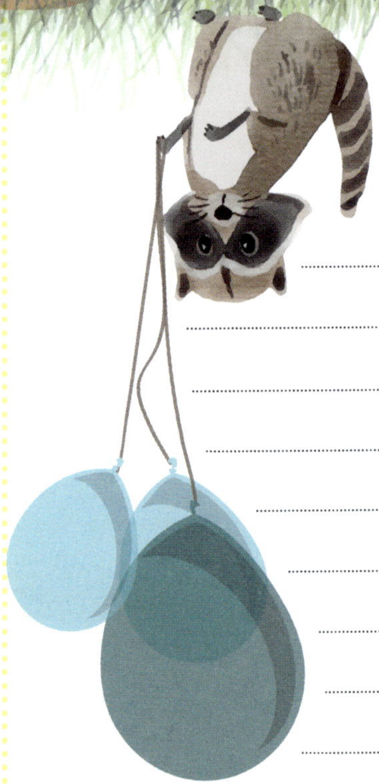

Platz für Wünsche und Gedanken

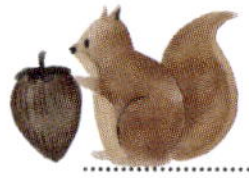

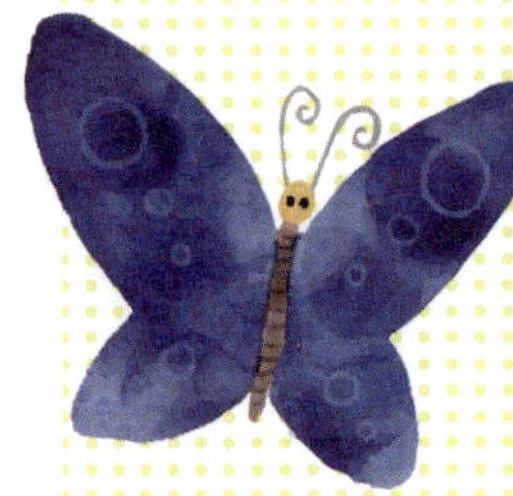

Photo

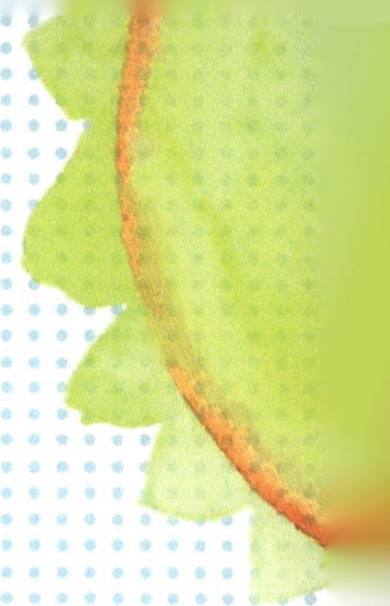

Photo

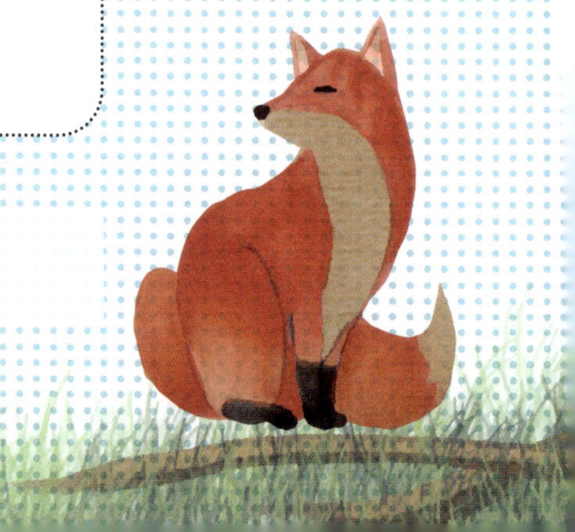

Photo

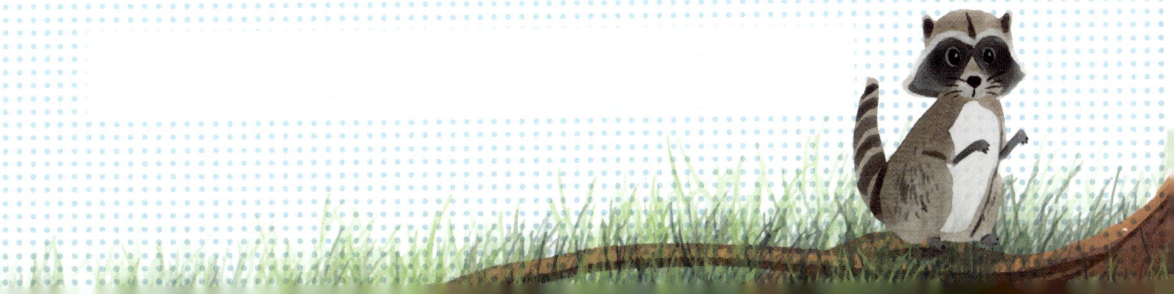

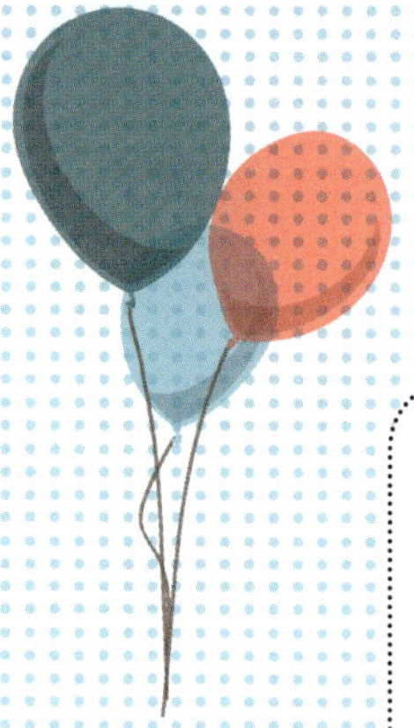

Photo

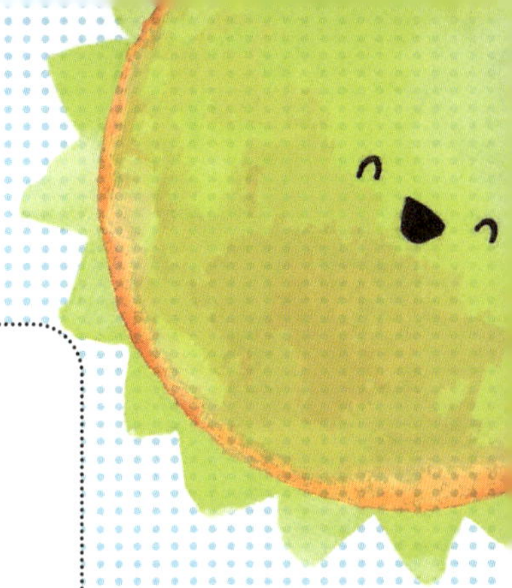

Photo

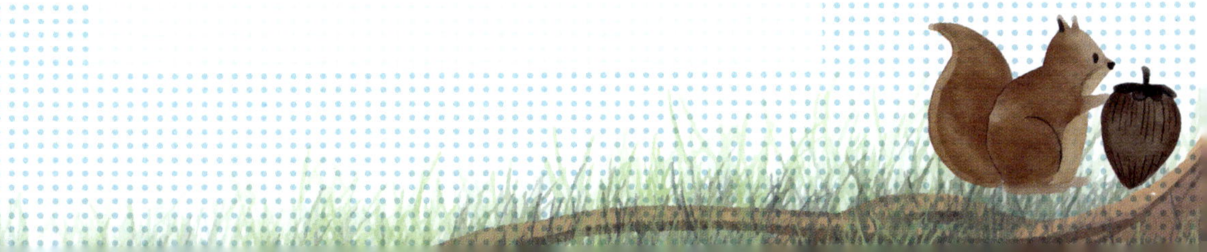

Photo

Photo

Dein erster Geburtstag

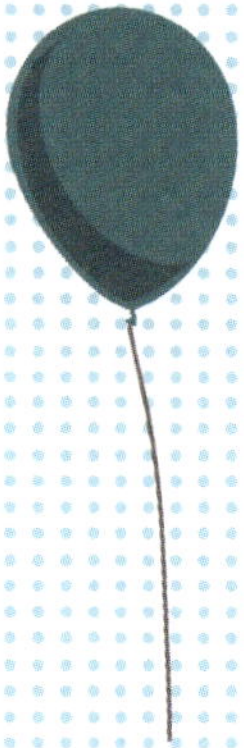

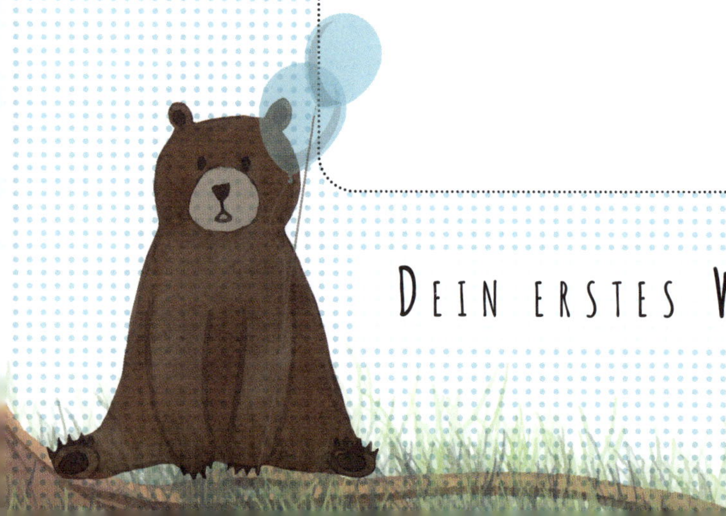

Photo

Dein erstes Weihnachten

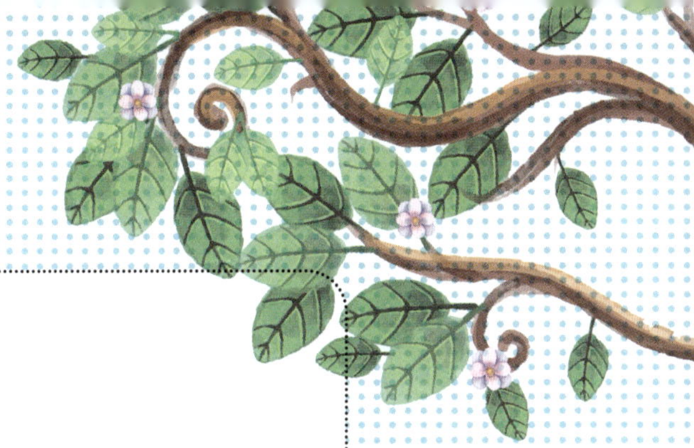

Photo

Du kannst klatschen

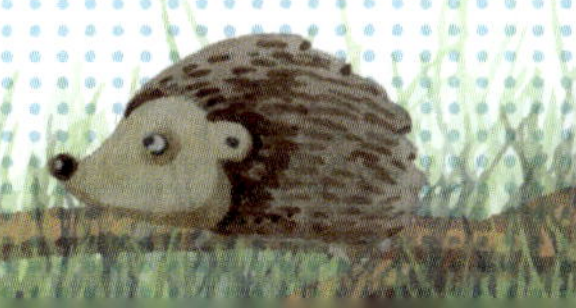

Photo

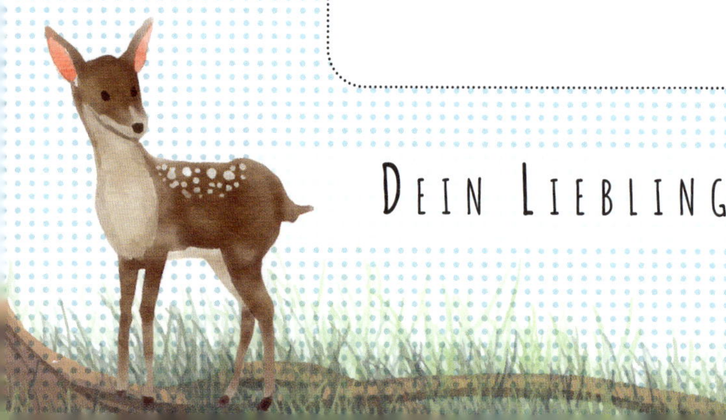

Dein Lieblingskuscheltier

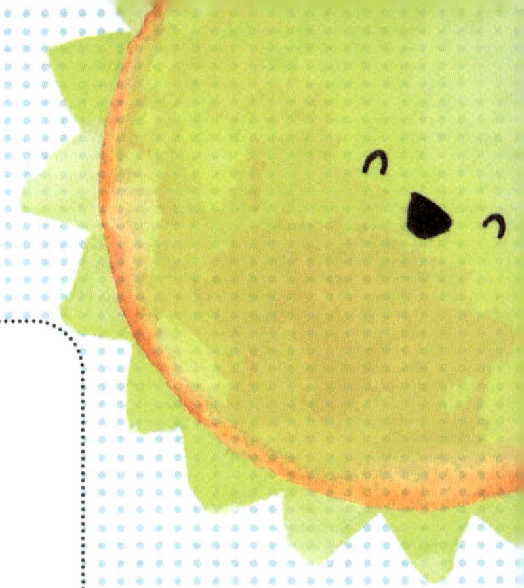

Photo

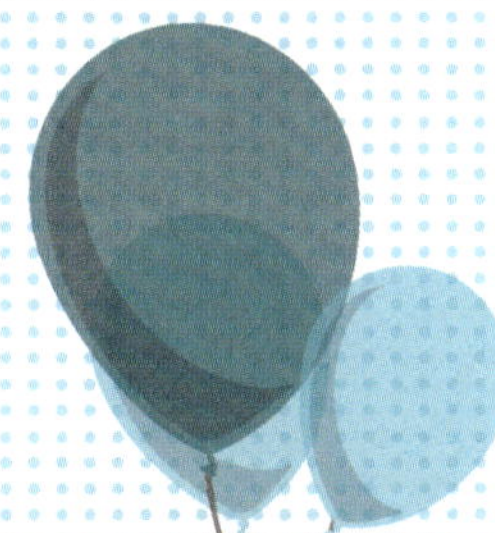

Dein erster Zahn

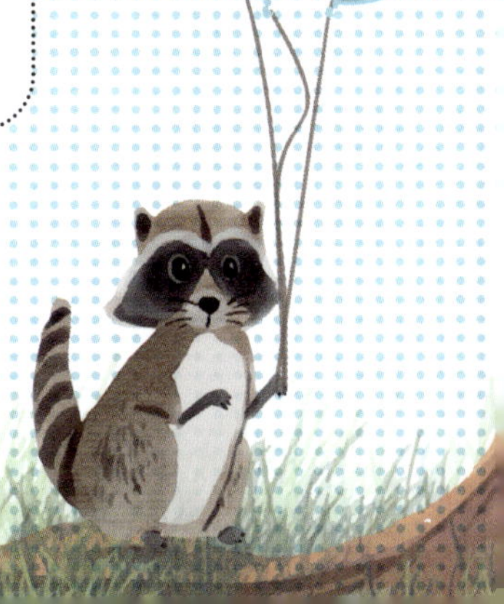

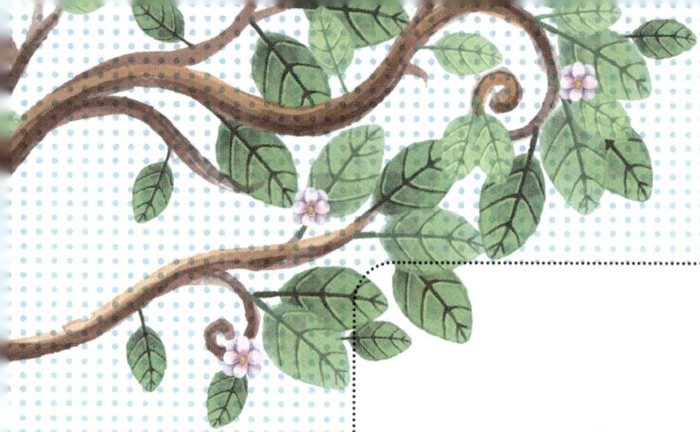

Photo

Dein erstes Mal im Schwimmbad

Photo

Dein erster Ritt auf...

Photo

Du kannst jetzt krabbeln

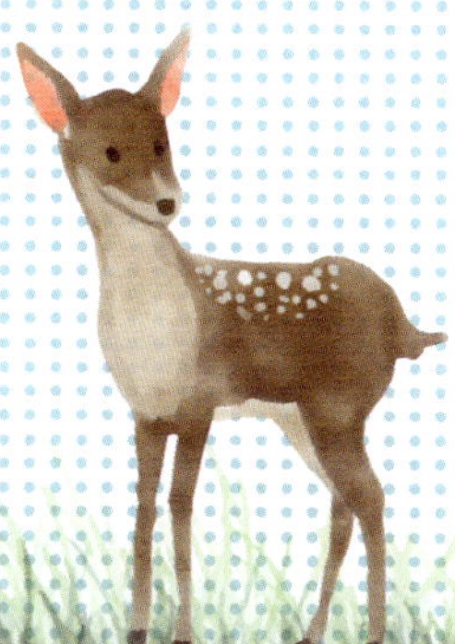

Photo

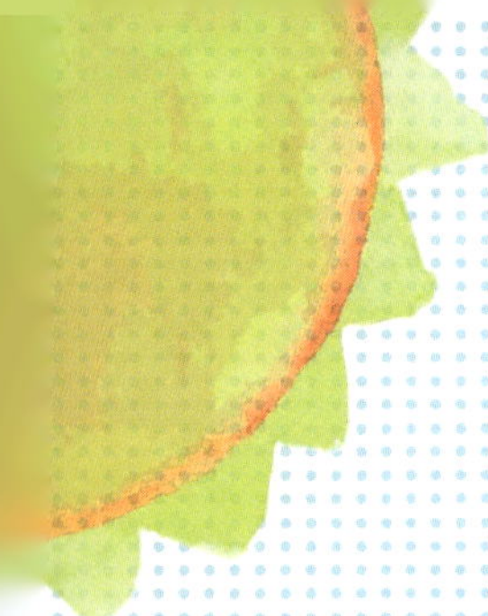

Du kannst jetzt sitzen

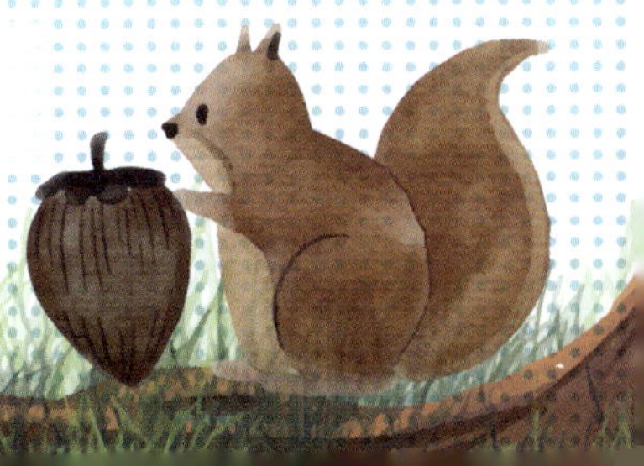

Photo

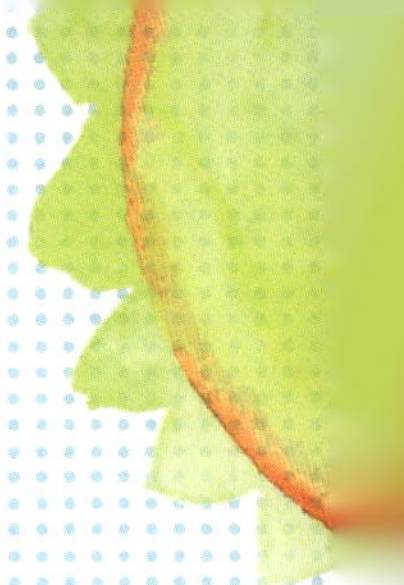

Dein erstes Mal auf dem Spielplatz

Photo

Du kannst jetzt greifen

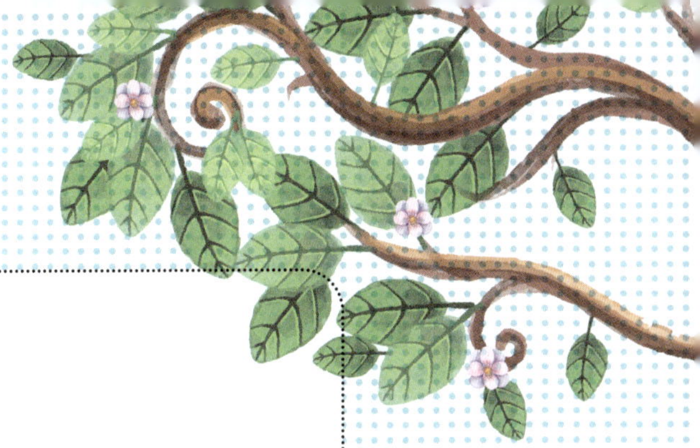

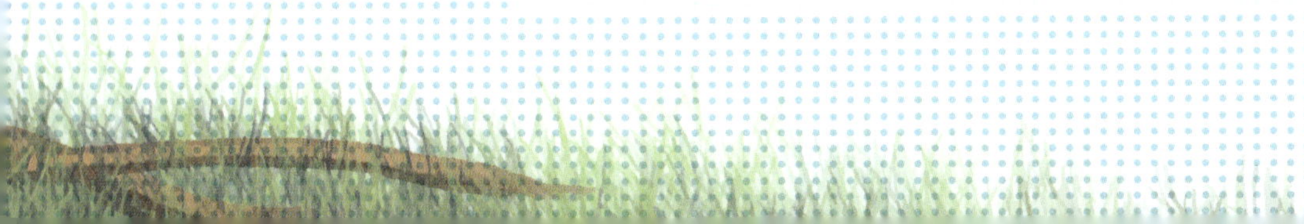

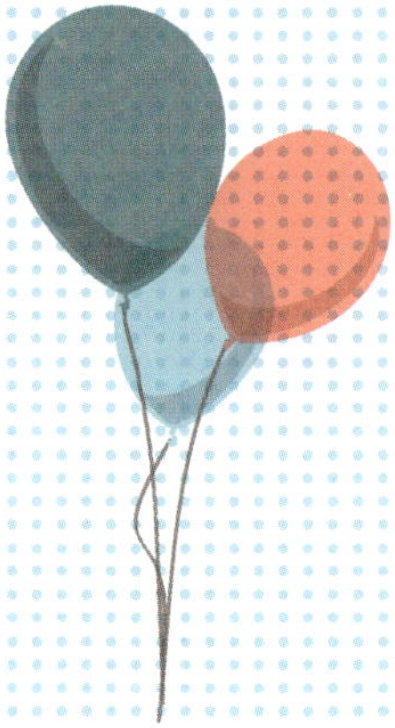

Photo

Dein erstes Lächeln

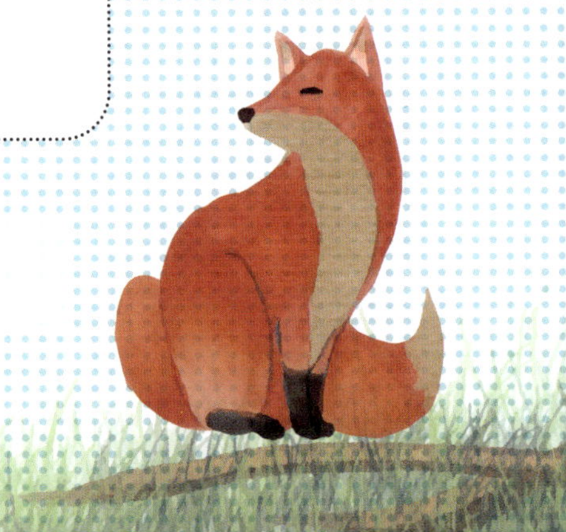

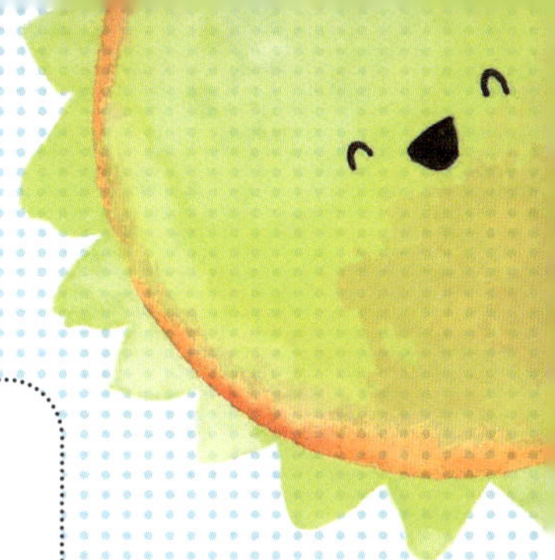

Photo

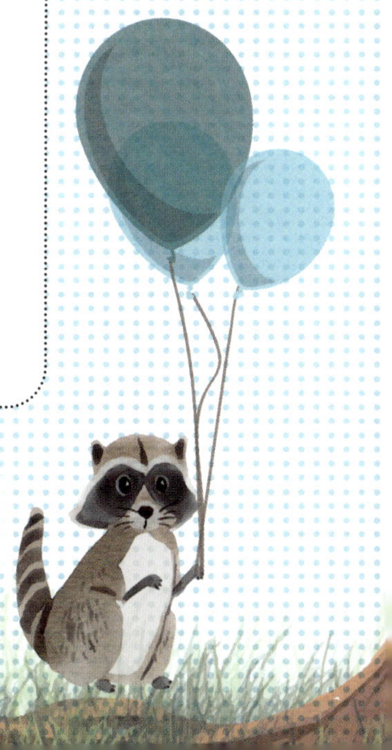

Deine erste Flasche

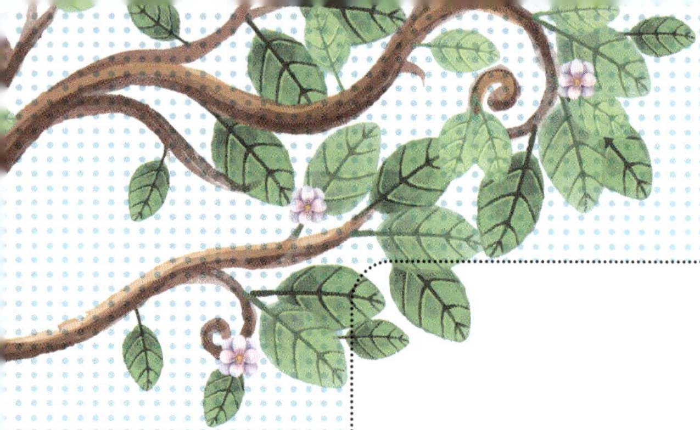

Photo

Dein erstes Kuscheltier

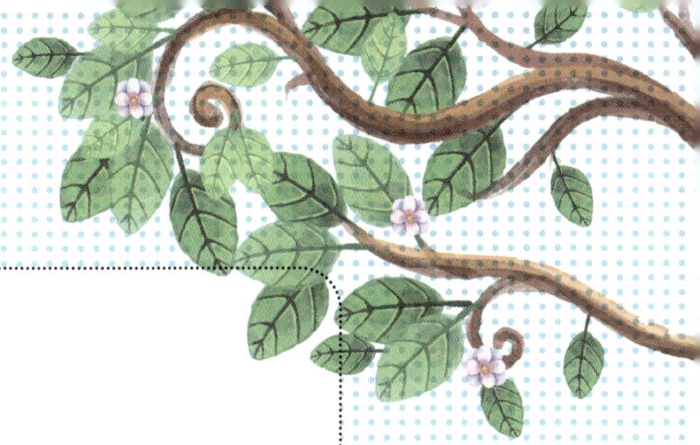

Photo

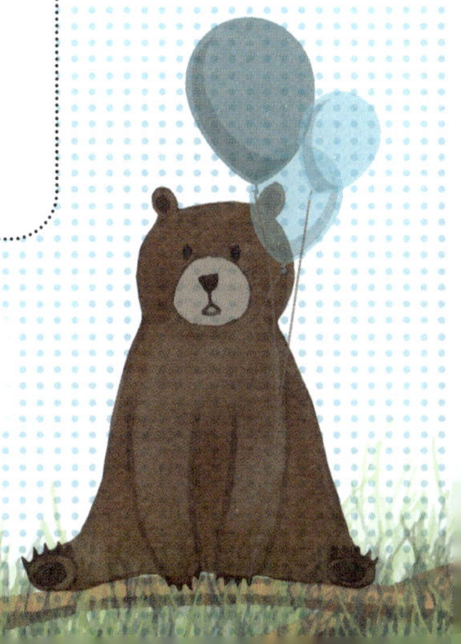

Dein erster Ausflug

Photo

Das erste Mal in der Badewanne

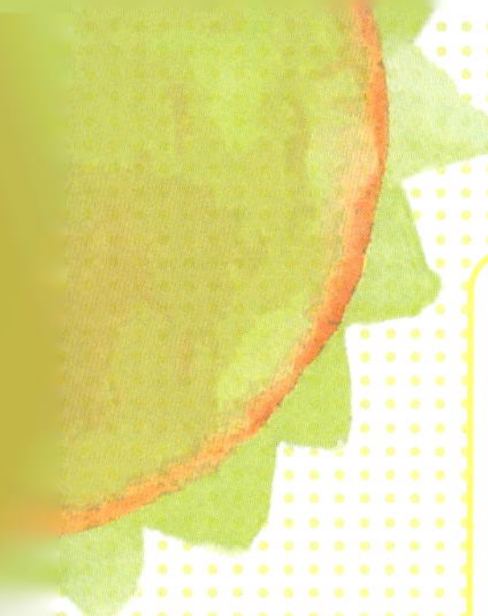

Fotos, Gedanken und Erinnerungen:

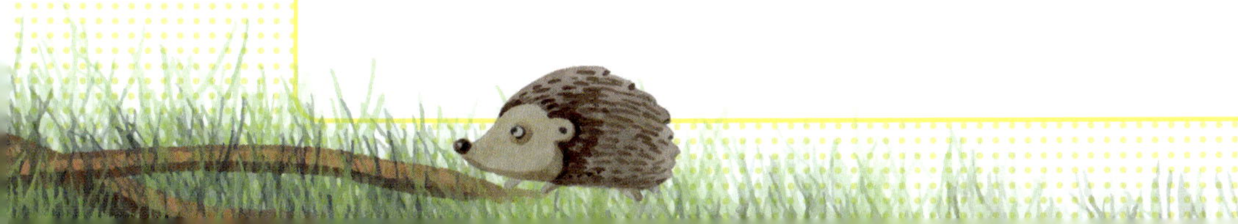

12. MONAT

DEIN GEWICHT:

DEIN KOPFUMFANG:

DEINE KÖRPERLÄNGE:

WAS DU SCHON KANNST:

Photo

BESONDERE MOMENTE:

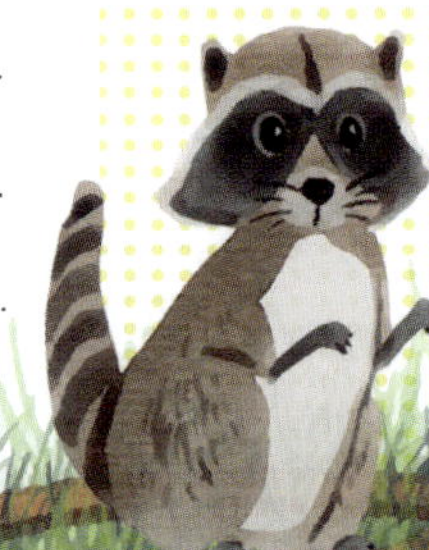

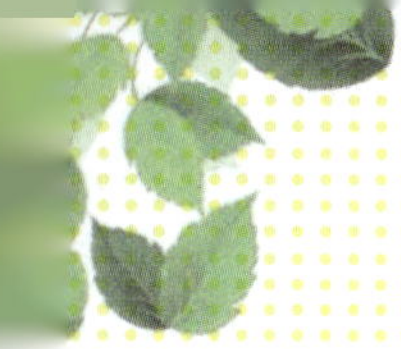
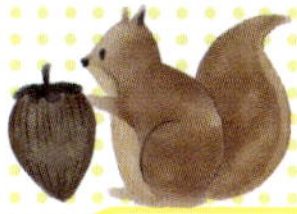
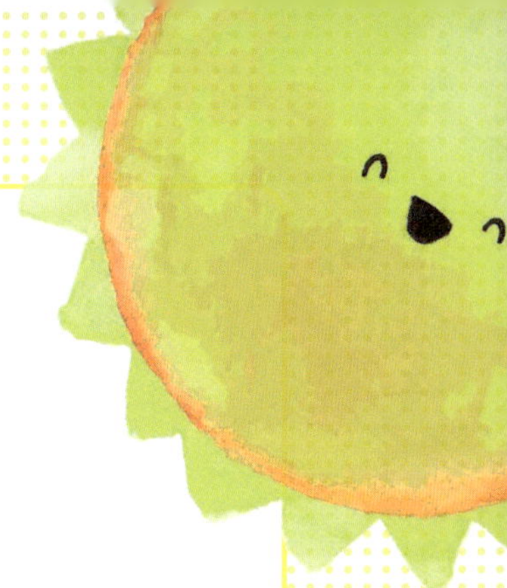

Fotos, Gedanken und Erinnerungen:

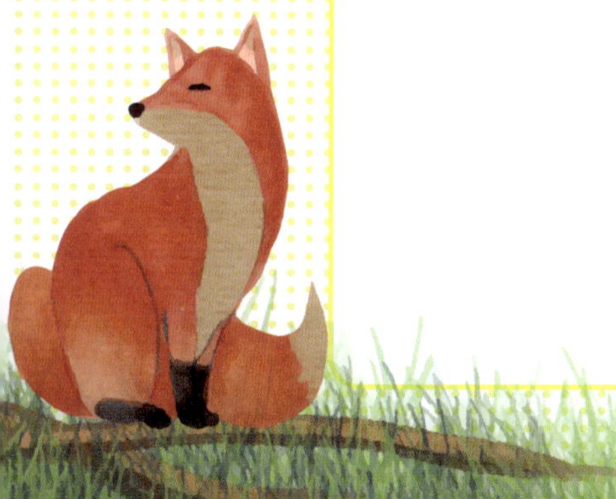

11. MONAT

DEIN GEWICHT:

DEIN KOPFUMFANG:

DEINE KÖRPERLÄNGE:

WAS DU SCHON KANNST:

Photo

BESONDERE MOMENTE:

Fotos, Gedanken und Erinnerungen:

10. MONAT

DEIN GEWICHT:

DEIN KOPFUMFANG:

DEINE KÖRPERLÄNGE:

WAS DU SCHON KANNST:

Photo

BESONDERE MOMENTE:

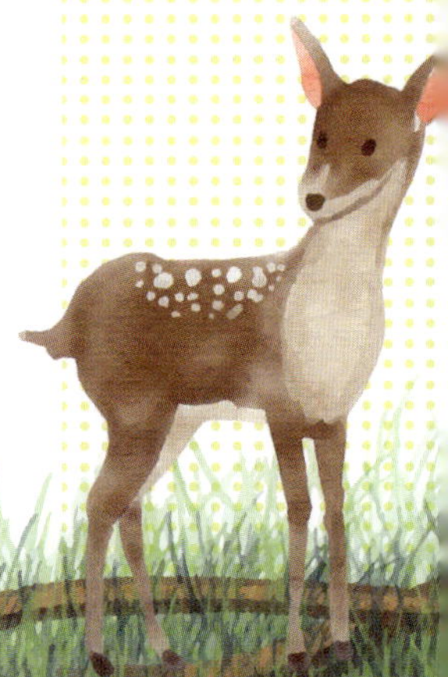

Fotos, Gedanken und Erinnerungen:

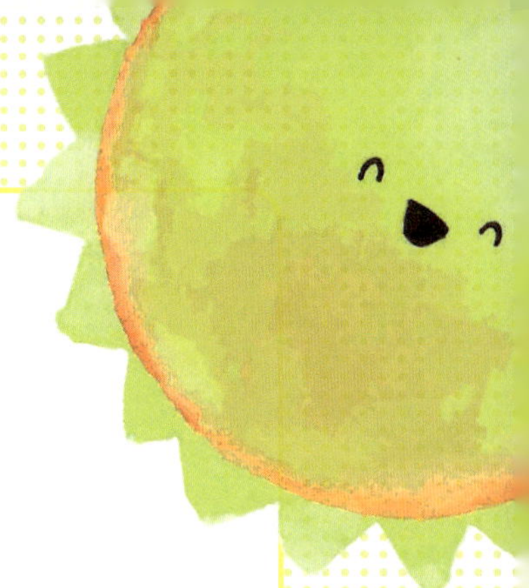

9. MONAT

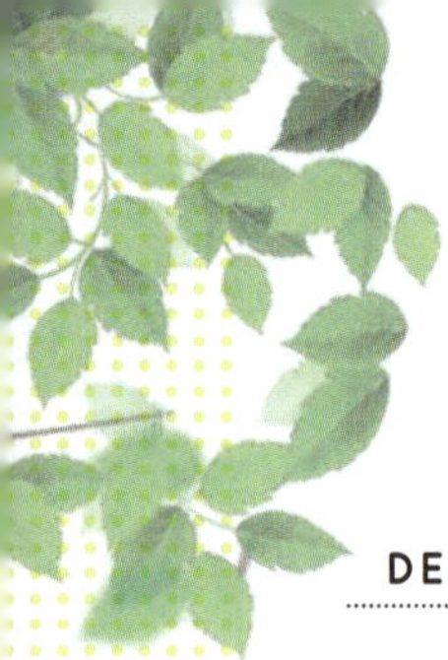

DEIN GEWICHT:

DEIN KOPFUMFANG:

DEINE KÖRPERLÄNGE:

WAS DU SCHON KANNST:

Photo

BESONDERE MOMENTE:

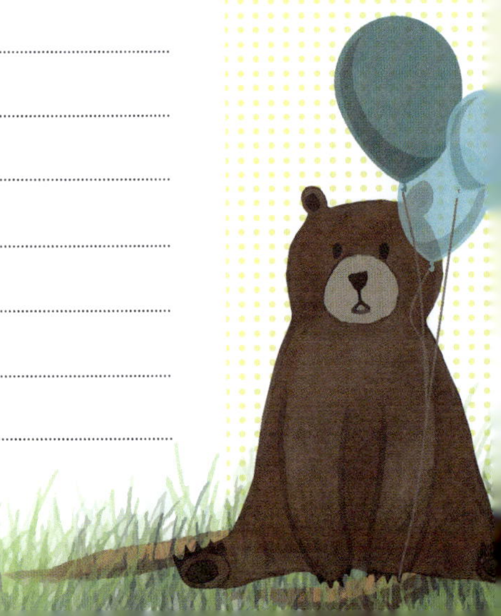

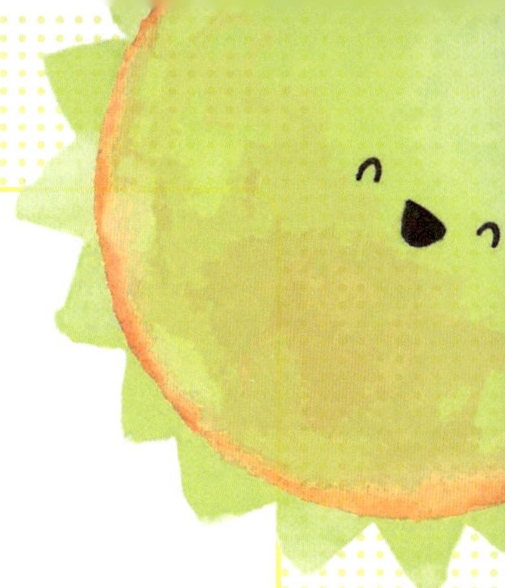

Fotos, Gedanken und Erinnerungen:

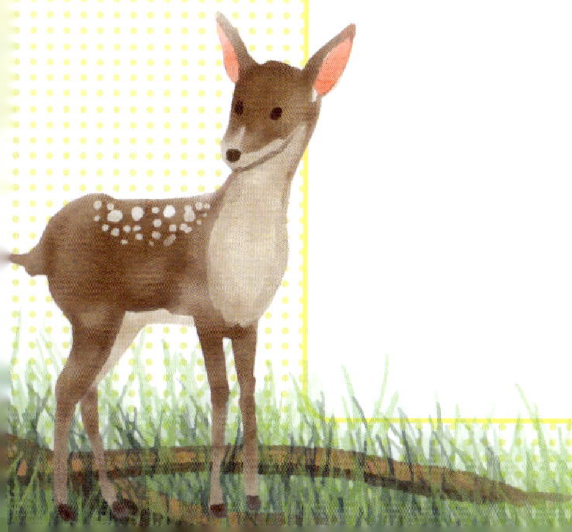

8. MONAT

DEIN GEWICHT:

DEIN KOPFUMFANG:

DEINE KÖRPERLÄNGE:

WAS DU SCHON KANNST:

Photo

BESONDERE MOMENTE:

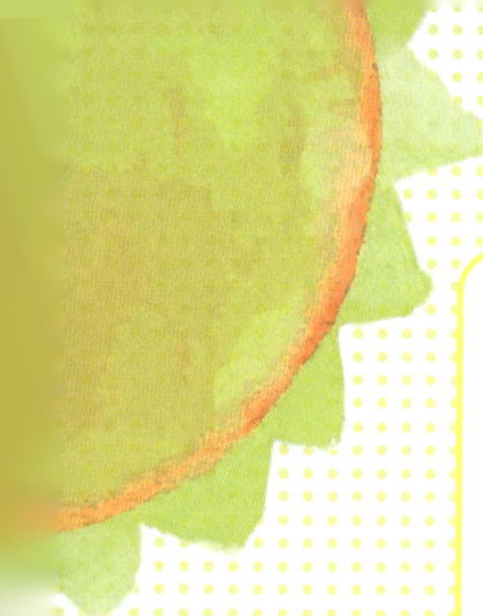

Fotos, Gedanken und Erinnerungen:

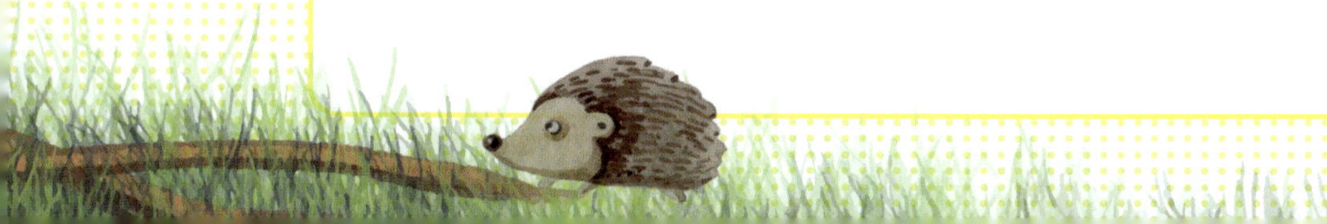

7. MONAT

DEIN GEWICHT:

DEIN KOPFUMFANG:

DEINE KÖRPERLÄNGE:

WAS DU SCHON KANNST:

Photo

BESONDERE MOMENTE:

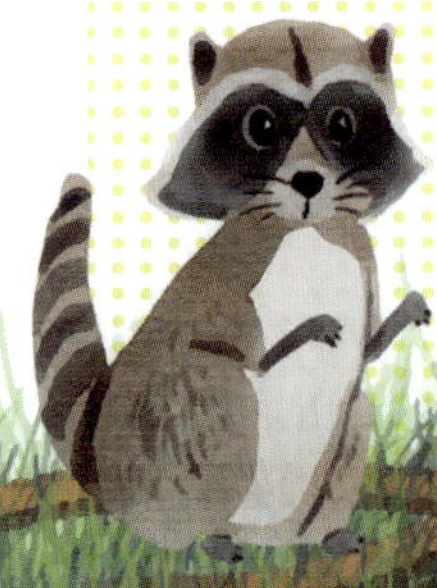

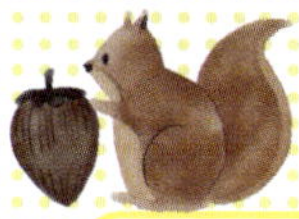

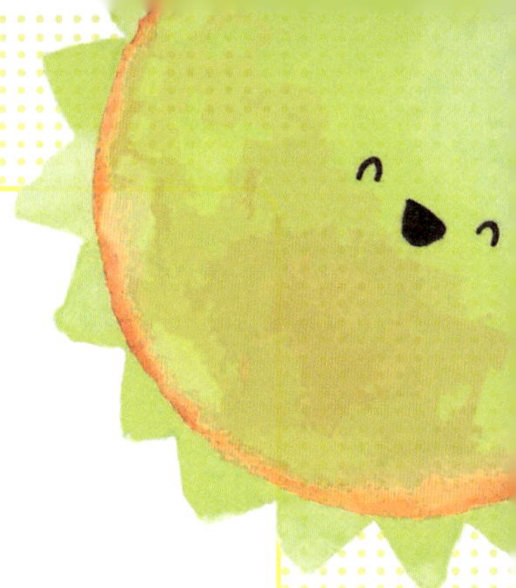

Fotos, Gedanken und Erinnerungen:

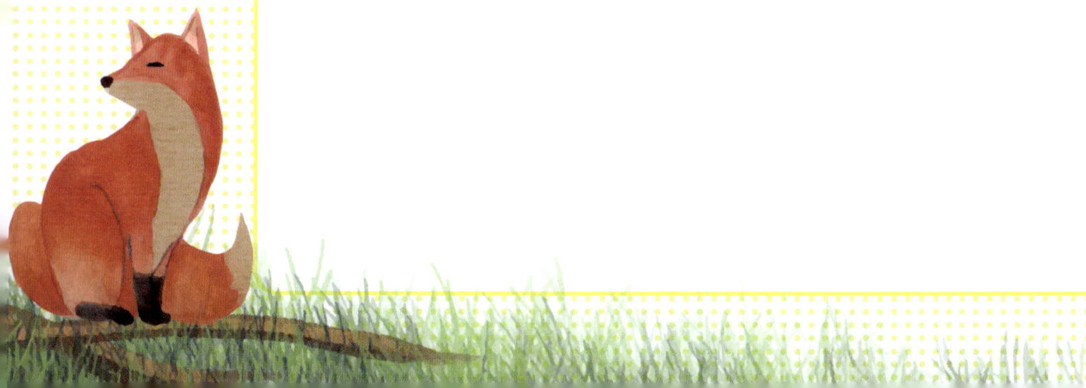

6. MONAT

DEIN GEWICHT:

DEIN KOPFUMFANG:

DEINE KÖRPERLÄNGE:

WAS DU SCHON KANNST:

Photo

BESONDERE MOMENTE:

Fotos, Gedanken und Erinnerungen:

5. MONAT

DEIN GEWICHT:

DEIN KOPFUMFANG:

DEINE KÖRPERLÄNGE:

WAS DU SCHON KANNST:

Photo

BESONDERE MOMENTE:

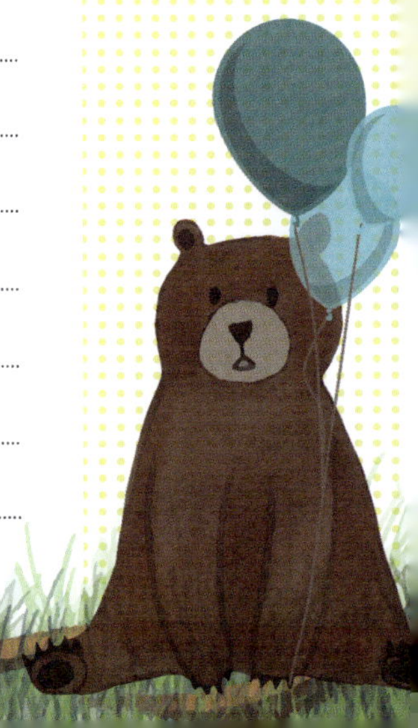

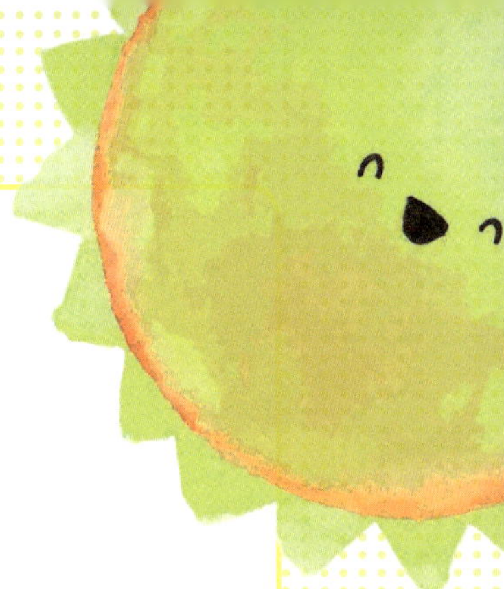

Fotos, Gedanken und Erinnerungen:

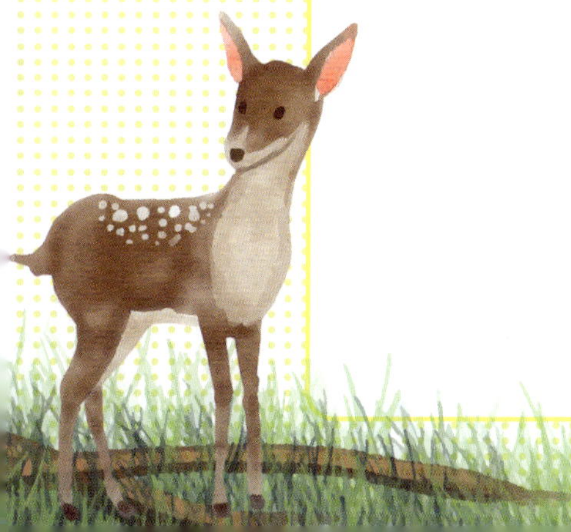

4. MONAT

DEIN GEWICHT:

DEIN KOPFUMFANG:

DEINE KÖRPERLÄNGE:

WAS DU SCHON KANNST:

Photo

BESONDERE MOMENTE:

Fotos, Gedanken und Erinnerungen:

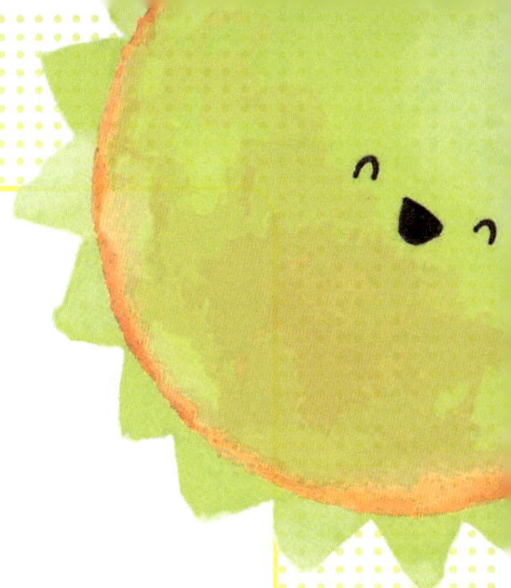

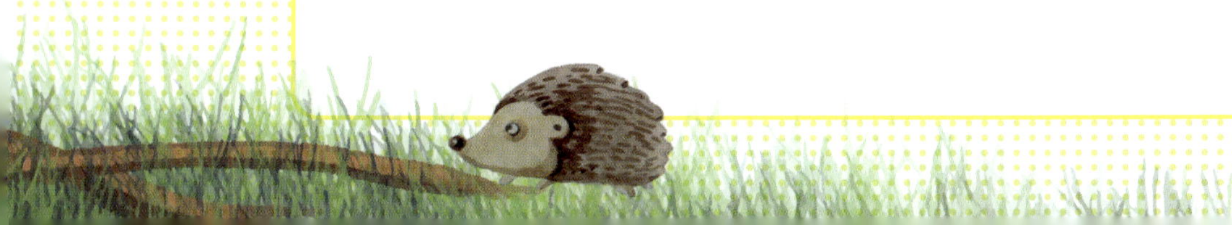

3. MONAT

DEIN GEWICHT:

DEIN KOPFUMFANG:

DEINE KÖRPERLÄNGE:

WAS DU SCHON KANNST:

Photo

BESONDERE MOMENTE:

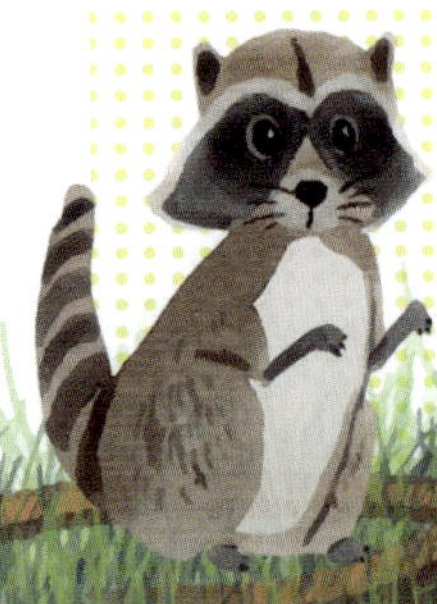

Fotos, Gedanken und Erinnerungen:

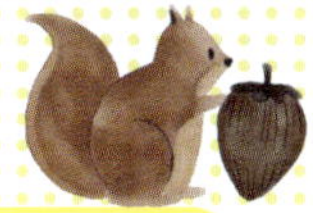

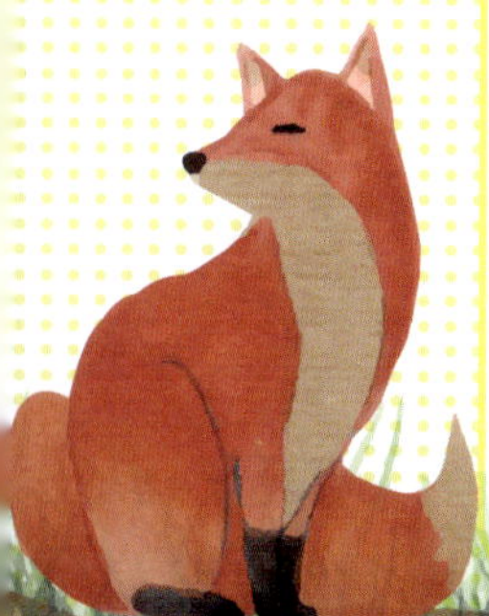

2. MONAT

DEIN GEWICHT:

DEIN KOPFUMFANG:

DEINE KÖRPERLÄNGE:

WAS DU SCHON KANNST:

Photo

BESONDERE MOMENTE:

Fotos, Gedanken und Erinnerungen:

1. MONAT

DEIN GEWICHT:

DEIN KOPFUMFANG:

DEINE KÖRPERLÄNGE:

WAS DU SCHON KANNST:

Photo

BESONDERE MOMENTE:

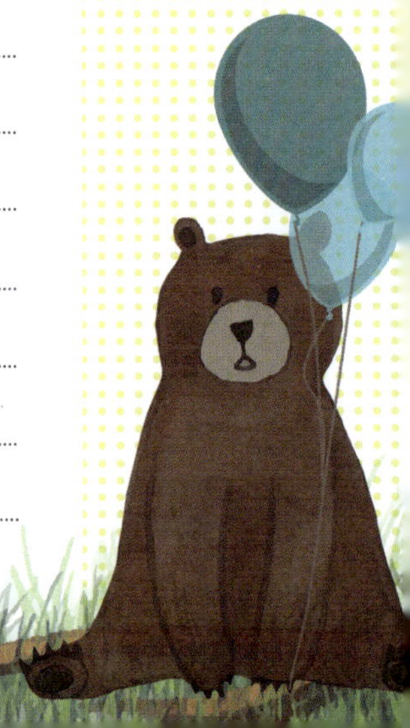

Geschichten und Anekdoten

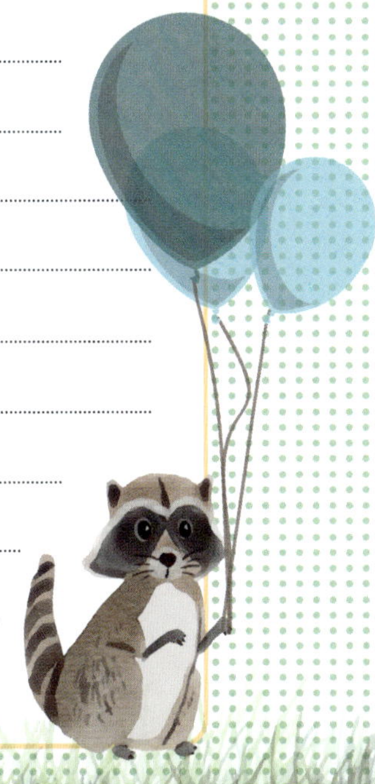

Fotos, Gedanken und Erinnerungen:

DEINE FAMILIE

Die Eltern deiner Mutter:

Die Eltern deines Vaters:

Wichtige Menschen in deinem Leben:

Was dir deine Großeltern wünschen:

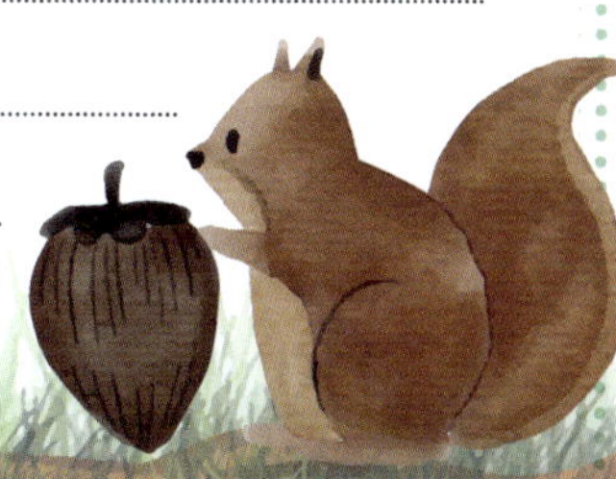

DEINE FAMILIE

Wie sich deine Eltern kennenlernten:

Der Berufswunsch von Mama als kleines Mädchen:

Der Berufswunsch von Papa als kleiner Junge:

Was dir deine Eltern wünschen:

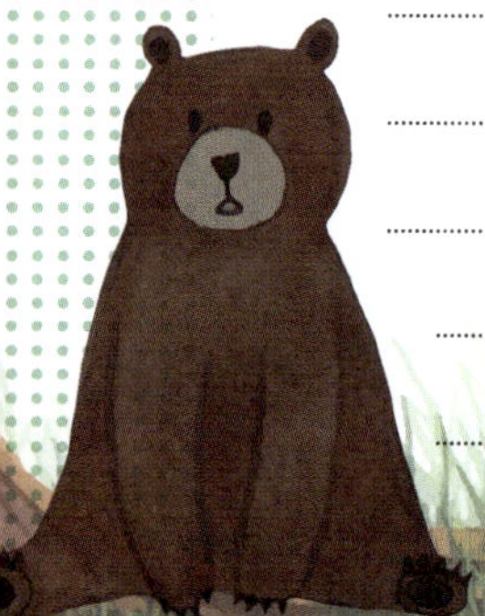

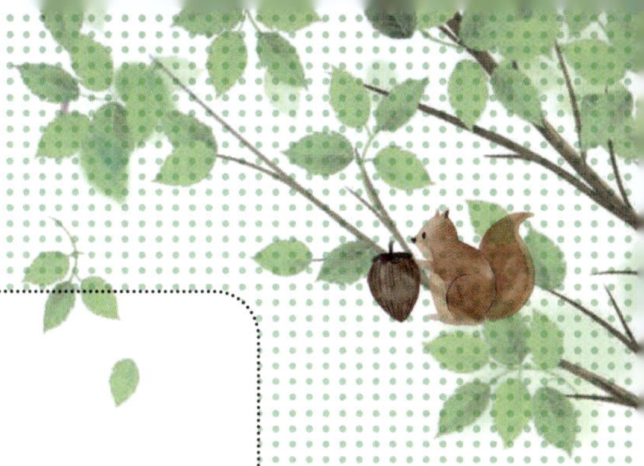

Photo

Deine Familie

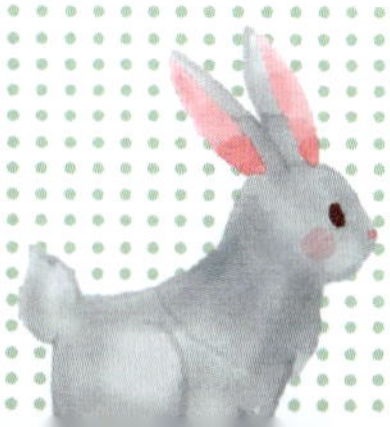

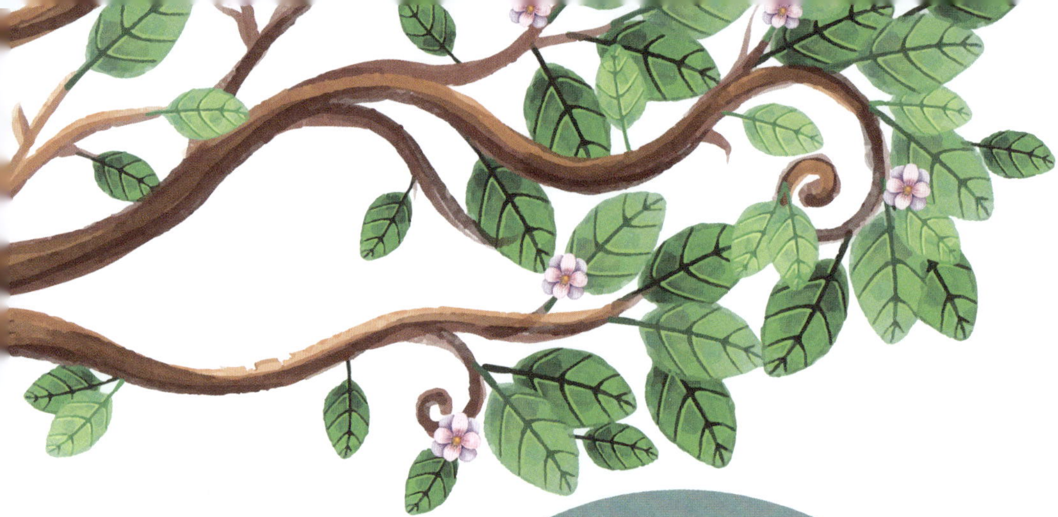

DEINE FAMILIE …

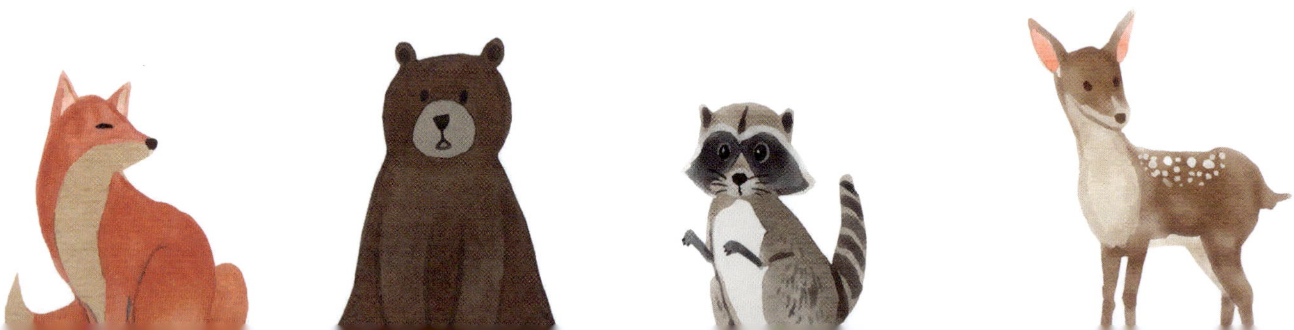

Geschichten und Anekdoten

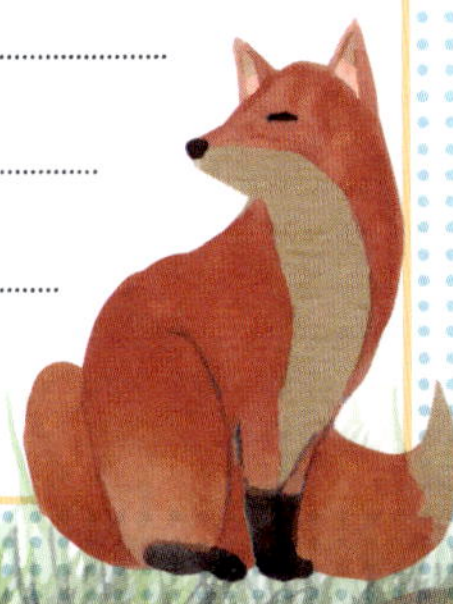

Fotos, Gedanken und Erinnerungen:

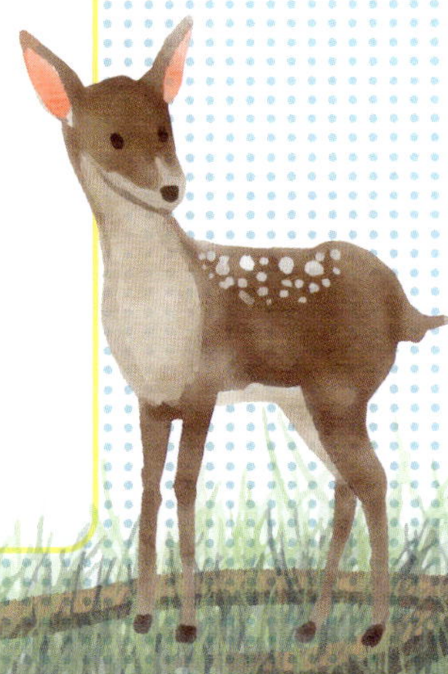

DAS BIST DU

Dein Name:

Er bedeutet:

Aus diesem Grund wurde er ausgewählt:

Andere Namen, die zur Auswahl standen:

Namen für das andere Geschlecht:

Notizen:

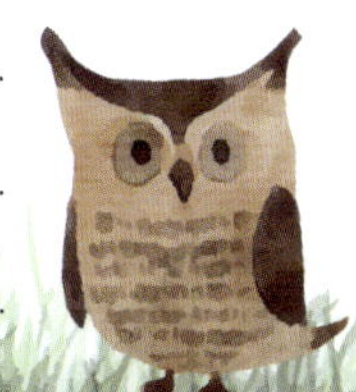

DATUM:

Dein Handabdruck

Photo

Nach deiner Geburt

DAS BIST DU

Du bist geboren am (Datum / Uhrzeit / Ort):

Deine Hebamme / Arzt:

Deine Größe:

Dein Gewicht:

Deine Augenfarbe:

Deine Haarfarbe:

Deine besonderen Merkmale:

Was an deiner Geburt besonders war:

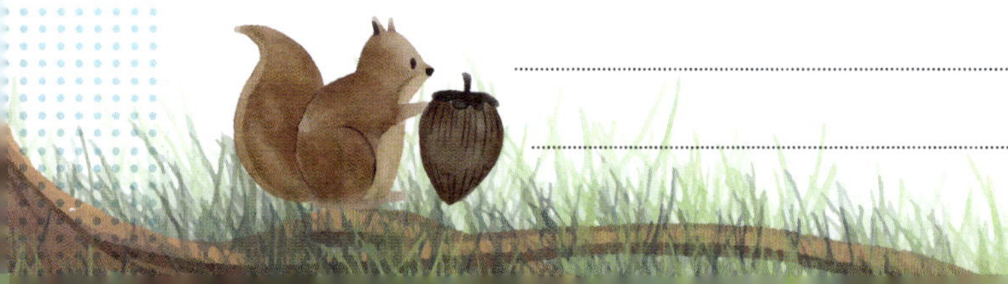

Photo

DAS BIST DU

DAS BIST DU …

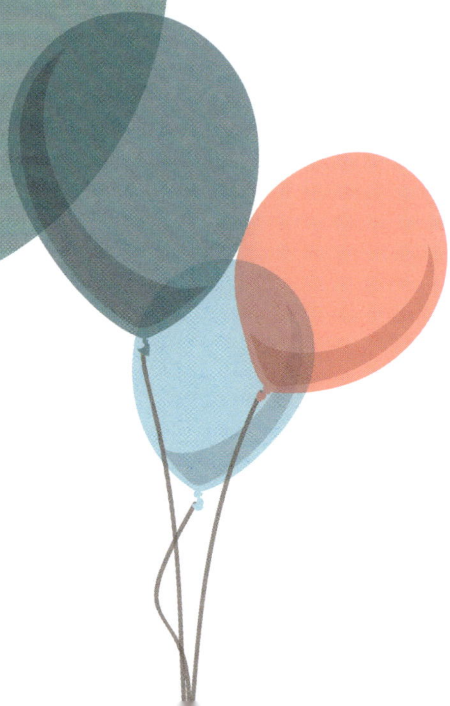

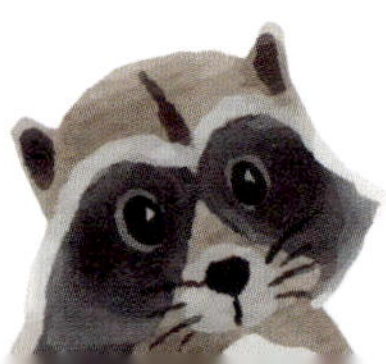

Geschichten und Anekdoten

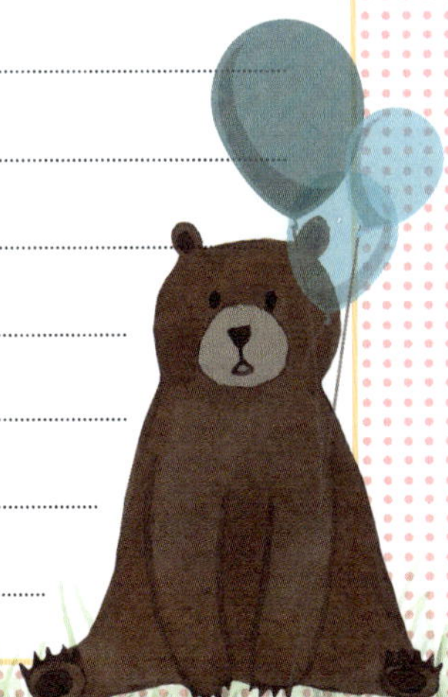

Fotos, Gedanken und Erinnerungen:

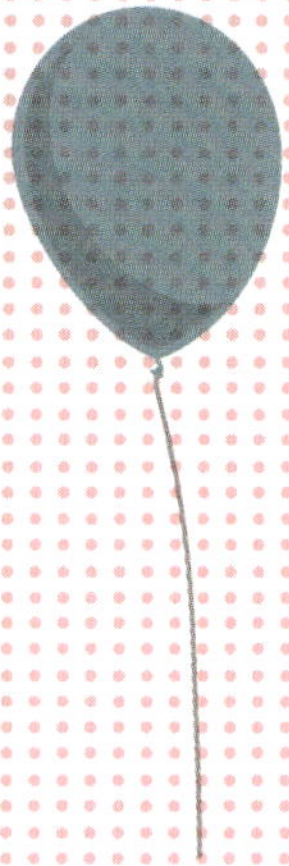

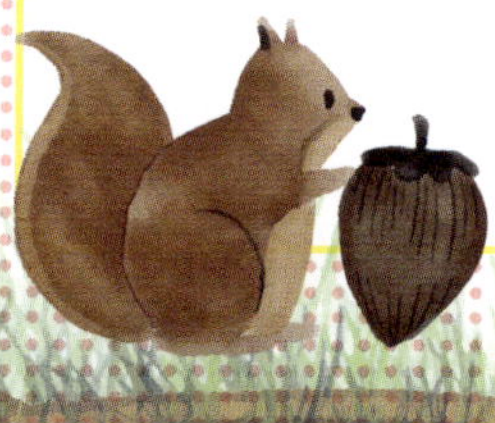

VOR DEINER GEBURT

So haben wir uns gefühlt:

Das haben wir gemacht, um uns auf dich vorzubereiten:

Besondere Momente deiner Schwangerschaft:

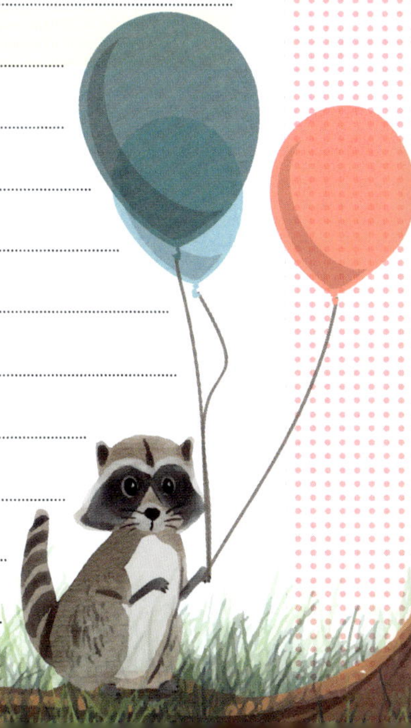

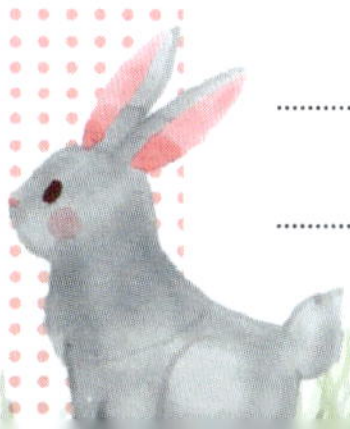

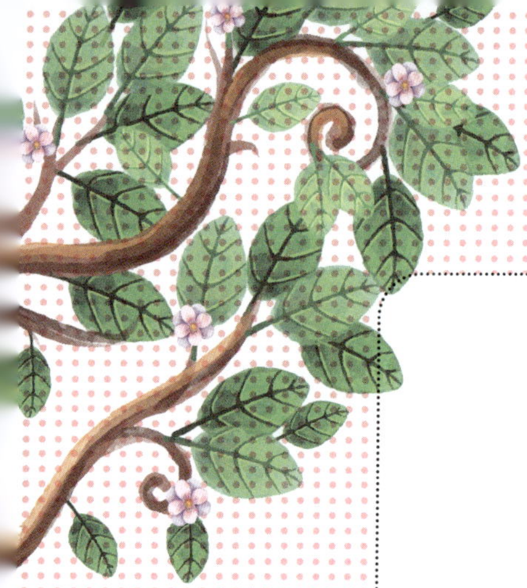

Photo

So sah Mamas Bauch aus

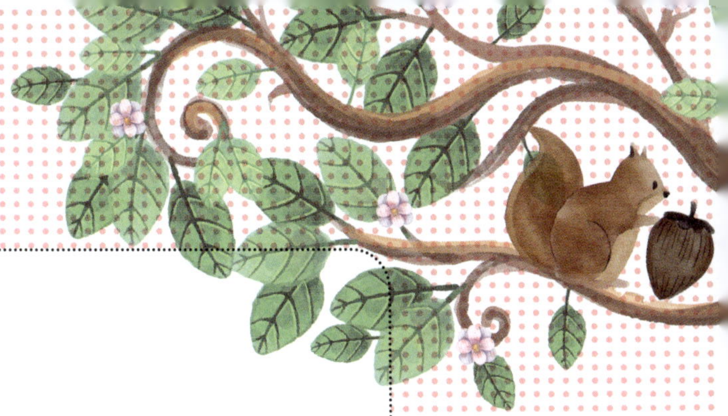

Photo

Dein erstes Ultraschallbild

VOR DEINER GEBURT

Wie wir es herausgefunden haben:

Wer hat es als nächstes gewusst:

Das erste Mal, als wir dich spürten:

Vom Arzt berechneter Geburtstermin:

Wir dachten, dass du ein:

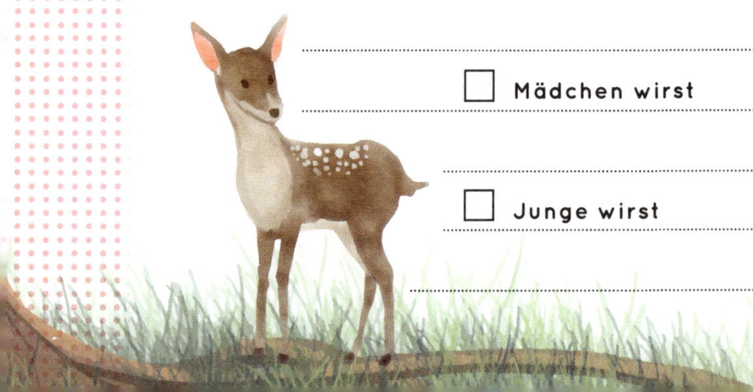

☐ Mädchen wirst

☐ Junge wirst

Photo

Deine Eltern

VOR DEINER GEBURT …

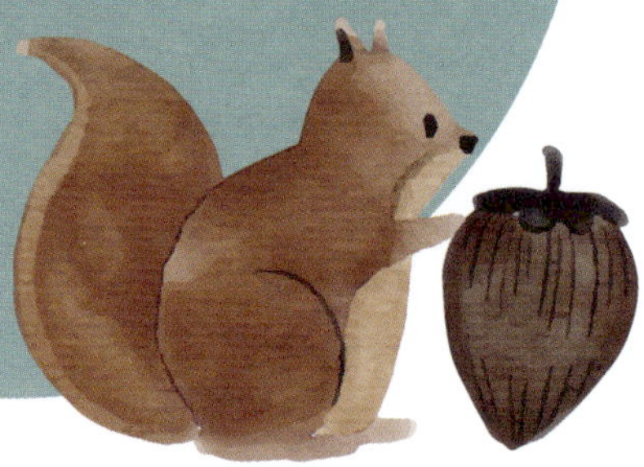

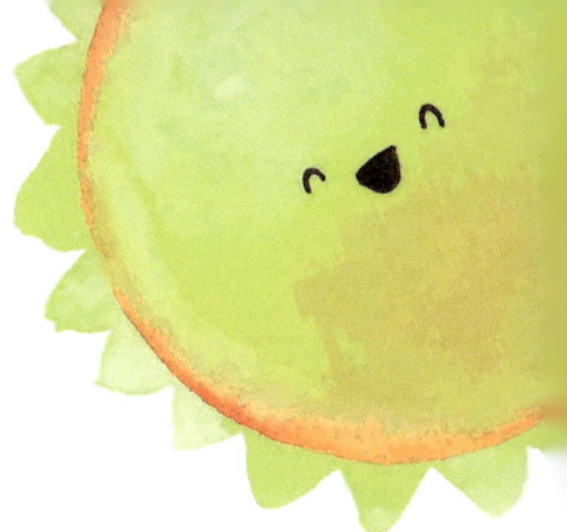

Unser erstes gemeinsames Jahr

Dieses Buch wurde mir geschenkt von

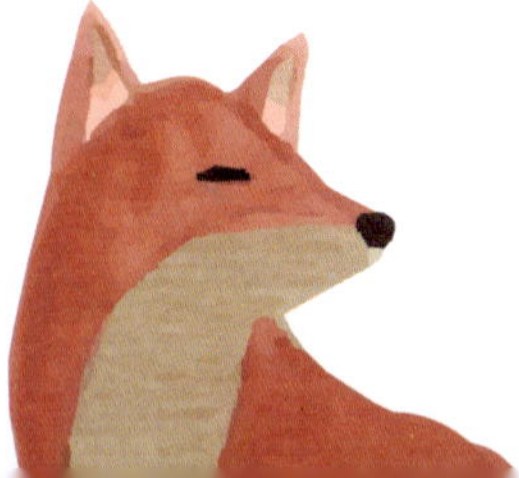